COMO FAZER UMA DESINTOXICAÇÃO NATURAL COMPLETA

ELIMINAR AS TOXINAS DO SEU FÍGADO, DESINTOXICAR O SEU CORPO ANTES DE INICIAR UMA DIETA, EXPULSAR O TABACO DAS SUAS ARTÉRIAS

Jessy M. Brown

Primeira Edição

Tabela de Conteúdos

Introdução A dieta de desintoxicação

A desintoxicação ocorre diariamente em nossos corpos

Nossos órgãos internos, o cólon, o fígado, e os intestinos, ajudam nossos corpos a remover a matéria tóxica e prejudicial de nossos bloodstream e tecidos. Nossos sistemas são muitas vezes sobrecarregados com resíduos.

O mesmo ar que respiramos, e todos os seus poluentes, acumulam-se nos nossos corpos.

Os alimentos superprocessados de hoje e os poluentes ambientais podem facilmente sobrecarregar nossos sistemas delicados e causar o acúmulo de matéria tóxica em nossos corpos.

As dietas de desintoxicação são

projetadas para ajudar seu corpo a se livrar do acúmulo de matéria tóxica e perder peso.

Se você se sente lento, tem resfriados frequentes, problemas digestivos, ou simplesmente não se sente o seu melhor, você pode ter um problema de toxicidade. Uma dieta de desintoxicação irá ajudá-lo a limpar a matéria prejudicial do seu corpo e perder peso.

Uma dieta de desintoxicação irá ajudar o seu corpo, aumentando a resistência e a energia, tornando o processo digestivo mais fácil.

Ajudará a aumentar a clareza mental e a diminuir as alergias. A maioria das dietas de desintoxicação não incluem alimentos raros ou insalubres, apenas alimentos frescos, de grãos integrais, como frutas e vegetais. Coma muita fruta fresca, excepto toranja. As enzimas da toranja interferem com o bom funcionamento das enzimas no fígado, pelo que não devem ser utilizadas durante as dietas de desintoxicação.

A toranja não deve ser consumida durante os programas de desintoxicação, mas é ideal para qualquer outra época.

Os vegetais frescos também são excelentes na dieta de desintoxicação

Os melhores vegetais para desintoxicar são brócolos, alho, alcachofras, beterrabas, couve-flor e vegetais vermelhos e verdes. Evite produtos à base de milho, pois o milho contém frequentemente alergénios. O arroz também é aceitável em uma dieta de desintoxicação, e feijão, nozes e sementes também são excelentes.

Beba muita água

Você precisa de cerca de 6 a 8 copos por dia para ajudar seu corpo a eliminar toxinas. Um corpo hidratado ajuda os órgãos do seu corpo a funcionar perfeitamente. Beba muita água pura e....

cristalina o mais pura que puder.

Um plano simples da dieta da desintoxicação

Um plano simples de desintoxicação dieta pode envolver não comer carne por um par de dias. Para um plano mais detalhado, consulte um profissional sobre o que comer em cada refeição durante o período de desintoxicação. Fique longe das carnes durante o seu programa de desintoxicação.

Usar um plano de dieta de desintoxicação pode ajudar a maximizar a sua saúde, reduzir o seu peso e ajudá-lo a sentir-se mais energético e descansado.

A verdade, quando se trata de desintoxicação corporal feita numa clínica ou mesmo num spa, é que lhe custará muito dinheiro. Na verdade, uma estadia em uma clínica de desintoxicação pode chegar a até dez mil dólares, dependendo dos métodos e tratamentos utilizados. Assim, em vez de gastar tanto dinheiro numa clínica ou mesmo num spa, a maioria das pessoas prefere a desintoxicação doméstica como uma solução alternativa eficaz que é barata e também faz o trabalho.

A simples desintoxicação doméstica significa controlar o que se come e bebe. Felizmente, não é um processo muito exigente, pois não há procedimentos médicos envolvidos. No entanto, a desintoxicação em casa permite que o corpo se auto-limpe e, ao comer dietas especiais e complementá-las com terapias naturais, você pode experimentar uma série de benefícios, enquanto não há efeitos colaterais para se preocupar.

Experimente uma dieta de desintoxicação por alguns dias. Vais ficar espantado com a luz que vai sentir!

Benefícios da desintoxicação

Parece um pouco desagradável quando se está a desintoxicar ou a limpar.

O seu corpo mostra alguns sinais de que acumulou toxinas. Estas toxinas podem afetar a condição física e a saúde de todo o seu corpo. Há alturas em que nos sentimos preguiçosos e stressados. O seu corpo pode sentir dor contínua, diarreia, prisão de ventre e uma sensação de falta de jeito. O rápido ganho de peso e a incapacidade de perder peso em excesso também podem ser sinais de toxinas no corpo.

Além disso, as toxinas encontradas no corpo são encontradas e armazenadas em células de gordura. Para os americanos que estão comendo a dieta habitual americana, uma pessoa pode eventualmente consumir 70 trilhões de latas de lixo por célula! Ao desintoxicar seu corpo e limpar resíduos indesejados de suas células, você deve prestar atenção aos seus órgãos de eliminação.

Há órgãos específicos no seu corpo que lidam com resíduos celulares.

Estes órgãos desempenham um papel importante no processo de desintoxicação para um corpo saudável e em forma.

1) Seu fígado é o órgão que recicla substâncias químicas indesejadas no corpo. Classifica as toxinas e as envia ao órgão apropriado para eliminação durante o processo de circulação. Os principais órgãos de eliminação apoiarão o fígado para que estas toxinas sejam armazenadas e depois eliminadas.

2) As glândulas linfáticas também desempenham um papel importante na eliminação de toxinas. Uma rede de tubos remove o excesso de resíduos das células do corpo e os transporta para os órgãos de disposição final. O apêndice, o timo, as amígdalas e o baço são as principais gânglios linfáticos que ajudam os principais órgãos do corpo na limpeza e desintoxicação.

3) Os rins ajudam a gerir a água do corpo. Eles mantêm a boa química do sangue alcalino através da remoção de resíduos ácidos dissolvidos. Você pode ajudar seus rins a funcionar muito bem bebendo muita água. É muito melhor se você beber sucos alcalinos frescos e água purificada. Você pode tomar 1/2 onça de alcalina todos os dias para ver resultados positivos em seu peso corporal.

4) Os pulmões são os órgãos que mantêm o sangue purificado. Permitem que o oxigénio entre directamente na corrente sanguínea. Também é responsável por eliminar os gases residuais encontrados em cada célula do corpo. A respiração profunda e o ar fresco são muito úteis para manter os pulmões saudáveis e livres de toxinas. Se você estiver em uma área urbana, é recomendado que você encontre uma área rica em oxigênio onde você possa respirar fundo.

5) O cólon é o órgão de gestão de resíduos sólidos do organismo. Os doutores encontraram muitos povos que podem ter até 80 libras do mucus e do rubber-como o resíduo sólido encontrado nas paredes dos dois pontos. Desintoxicando e limpando o cólon pode ser uma coisa muito difícil de fazer. No entanto, ter um cólon livre de resíduos pode certamente fornecer-lhe os bons benefícios de ter um corpo limpo, saudável.

Exercício regular para caminhar

Se você está experimentando alguns sinais/efeitos colaterais da desintoxicação, você pode tentar fazer exercícios de caminhada regulares. O exercício é uma boa chave para um corpo saudável e em forma.

Beba bastante água de limão

Muitos médicos de dieta também sugerem que você beba bastante água de limão. Esta é uma forma eficaz de manter uma circulação muito boa e pode aumentar a taxa de desintoxicação dentro do corpo.

A desintoxicação é um fator importante para a sua beleza

Onde está esse produto maravilhoso que te pode reanimar?

Quantas vezes o teu cérebro se sentiu tão lento que nem sequer consegues pensar claramente?

Quantas vezes você já se sentiu tão cansado que até mesmo subir um único lance de escadas lhe custa muito?

E aqueles momentos em que você se sentiu tão "desagradável" que nem mesmo o seu melhor terno consegue levantar o seu espírito?

Você já tentou todos os truques conhecidos para mantê-lo em forma e você procurou em cada prateleira no corredor de saúde e beleza para aquele produto maravilhoso que poderia reanimá-lo, mas ainda não lhe fez nenhum bem.

Porque não tentas olhar para casa e para a secção de produtos da tua mercearia?

De que estou a falar? Estou a falar de desintoxicação.

Desintoxicação não é apenas baldes de suor no chão do ginásio, ou morrer de fome!

É uma abordagem holística à saúde e à beleza. Ele varia de dieta e fitness para uma sensação de bem-estar. Experimente por um fim de semana e comece a nova semana com um renovado e mais revivido. Desintoxicar o seu caminho para a saúde e beleza é possível com algumas coisas que você pode encontrar convenientemente em sua casa. Com uma esponja ou pincel, velas perfumadas, óleos aromáticos, chás de ervas e um fim-

de-semana de folga, "tempo para mim",
tudo está pronto para rejuvenescer e
renovar.

Um fim-de-semana "Tempo para mim".

Começa numa sexta-feira:

Coma levemente (pense em saladas e
frutas).

Pensa em saladas e frutas!

Beba muita água durante todo o dia.

À noite, seque lentamente - esponja ou
escova com movimentos lentos e longos.
Mova-se numa direcção: para cima e para
a virilha. Refresque-se com chá ou água,
depois mergulhe num banho de água
quente e gotas de óleo de banho
aromático. Acenda algumas velas
perfumadas enquanto adiciona
gradualmente água fria em meia hora, até
o banho arrefecer um pouco. Este é o
início da sua nova rotina de saúde e
beleza. Este processo é feito para a
estimulação dos vasos sanguíneos.

Seque-se e vista-se bem para a cama.

Começa no dia seguinte:

Beba água quente com limão. Dê uma volta enquanto respira fundo. Tome um banho de vapor ou vá nadar. Você também pode pedir ao seu parceiro ou terapeuta para lhe dar uma massagem. Mais uma vez, termine o seu regime de desintoxicação de saúde e beleza com um pincel de massagem seco e um banho.

Passe o domingo fazendo todo o processo, mas adicione mais um

Atividade

Faça uma lista de pessoas ou coisas, como o seu trabalho, que são tóxicas para si. Avalie como deve tratá-los para diminuir o seu efeito tóxico. Depois disso, mime-se ou faça exercícios de meditação. No entanto, lembre-se que você pode experimentar suor excessivo, dores de cabeça leves e erupções cutâneas. Estes são sinais que seu corpo está liberando toxinas e que eles são temporários.

A desintoxicação é eficaz, segura e barata o suficiente para fazer parte da sua rotina semanal de saúde e beleza. Apenas lembre-se de evitar isso durante o seu período, gravidez e doença.

Finalmente, fale com o seu médico se encontrar algum problema durante a desintoxicação.

Como a desintoxicação ajuda a sua saúde geral

Os níveis de toxina estão a aumentar a taxas alarmantes todos os dias

Basta considerar o número crescente de problemas de saúde (como câncer, doenças cardiovasculares, obesidade, dores de cabeça, fadiga, tosse persistente, constipação, alergias, etc.) no mundo de hoje. As toxinas existem tanto externamente (fora do nosso corpo) como internamente (dentro do nosso corpo). Através dos alimentos, as toxinas existem quando existem produtos químicos, pesticidas, aditivos alimentares ou drogas. Através do meio ambiente, a poluição do ar e da água são as principais áreas de toxinas. Recebemos estas toxinas externas quando comemos, respiramos ou tocamos.

Internamente, os nossos corpos produzem toxinas como uma função diária normal. Por exemplo, transpirar e limpar nossos intestinos são importantes funções de eliminação. Um corpo decompõe-se quando não consegue lidar bem com os processos normais de eliminação devido a uma sobrecarga de toxinas. Isto é também quando o corpo se torna suscetível a bactérias, leveduras e parasitas que entram nele.

Os resultados são infecções e doenças, e a incapacidade do corpo para lidar com elas.

Para ajudar a alcançar uma melhor saúde, é importante, portanto, desintoxicar e limpar

O quanto você quer desintoxicar realmente depende de você mesmo e do quanto você quer que seu corpo esteja "limpo". Na verdade, qualquer mudança simples em sua dieta que previne e elimina o acúmulo de toxinas é útil. Por exemplo, beber oito copos de água filtrada é fácil de fazer todos os dias.

Outras mudanças dietéticas também podem ser feitas, tais como comer mais vegetais de folhas verdes e alimentos ricos em fibras. As alfaces são uma "maravilha" verde, cheias de nutrientes. Coma muitas saladas!

Uma medida mais drástica de limpeza do seu corpo é fazer jejum completo

O jejum completo ajuda a dar aos órgãos do seu corpo um descanso muito necessário. De fato, Hipócrates (o "Pai da Medicina Moderna") acreditava que o corpo precisava não só de repouso físico, mas também químico. O repouso químico refere-se à retenção de alimentos, dando assim aos órgãos do organismo a oportunidade de descarregar os resíduos acumulados e de se limparem a si próprios.

No entanto, antes de embarcar em um regime sério de desintoxicação ou limpeza, recomenda-se que você procure aconselhamento profissional. A desintoxicação excessiva também pode ocorrer em alguns casos, quando algumas pessoas vão a extremos e os nutrientes essenciais do corpo são perdidos.

Estás a sentir-te preguiçoso?

A incapacidade de encontrar a causa e o tratamento subjacentes pode ser um perigo para a sua saúde.

Atrever-me-ia a assumir que a maioria da população se sente um pouco lenta numa base regular. Se você passar por esta condição por um longo tempo, você pode começar a sentir que esta se tornou uma situação normal para você e você se acostumar com ela.

Mas não encontrar a causa e o tratamento subjacentes pode ser um perigo para a sua saúde. Se você se sentir lento, então é um sinal de aviso de que algo não está certo, e uma investigação imediata está em ordem, quanto à causa. Pode haver muitas razões diferentes para esta condição. Muitas das coisas que fazemos todos os dias envenenam o nosso sistema. Se és fumador, precisas mesmo de desintoxicar-te. Como você passa o tempo com muitos ou vários programas de desintoxicação, você pode ter chegado a um ponto em que você pode parar de fumar mais facilmente.

Aqui estão algumas das causas da lentidão

1) A dieta é de grande importância. Com todos os pesticidas e produtos químicos presentes nos nossos alimentos de hoje e o solo deficiente em nutrientes, pode ser difícil obter os nutrientes de que necessitamos para uma vida saudável. É possível recuperar boa saúde mudando a sua dieta para alimentos orgânicos que incluem comer mais frutas e vegetais crus e menos alimentos cozinhados e produtos de açúcar.

Você pode querer considerar tomar bons suplementos para obter nutrientes que você não conseguiria de outra forma. Você pode argumentar que os alimentos orgânicos são tão caros, mas considere isso; você pode economizar alguns dólares em alimentos embalados mais baratos que podem ser carregados com conservantes, nitratos, etc., mas qual é o valor de sua saúde?

Quanto tempo espera que o seu corpo funcione correctamente se lhe colocar combustível degradado? Já viste o que pode fazer a um carro. É o mesmo com o teu corpo. Se você olhar de perto para celebridades saudáveis que estão em forma, elas têm um segredo que você não tem. Uma vez que o seu rendimento depende da sua personalidade e boa aparência, eles são forçados a abandonar as dietas habituais do americano médio. Eles se exercitam, comem porções menores e incluem muito mais alimentos crus, mais eles bebem muita água e isso traz o seguinte tópico.

2) *Desidratação!* Aproximadamente 80% dos americanos são semi-deidratados e nem sequer sabem disso. Sem este precioso líquido, nossos corpos (que são 2/3 da água) não podem funcionar corretamente. A desidratação sozinha pode causar preguiça. Se você estiver desidratado, isso significa que o nível de água no seu corpo está abaixo do normal para o funcionamento adequado. A gestão para isso é aumentar a ingestão de líquidos. A melhor coisa é apenas água pura, cerca de 8 chávenas por dia. Se beber tanta água parecer demasiado difícil, pode aumentar o seu consumo de água com chás verdes ou de ervas.

Estes chás têm um efeito benéfico em que, bem como aumentar a ingestão de água, eles também fornecem antioxidantes que ajudam o seu sistema imunológico. Então bebe e sente-te melhor!

3) Através de uma dieta pobre, falta de exercício, vírus, bactérias e parasitas, podem ocorrer problemas digestivos. Aqui temos uma série de problemas para resolver. Se o seu corpo é tóxico, o fígado e os rins podem estar sobrecarregados. Você pode lidar com muito disso com uma limpeza de fígado e rim.

Lidar com parasitas

Os parasitas podem residir em qualquer órgão importante do corpo e causar mais problemas do que a lentidão. Gerenciar a infestação de parasitas primeiro, possivelmente usando uma solução de ervas encontrada em sua loja local de alimentos saudáveis, seguido por uma limpeza de rim e, em seguida, um fígado e cólon limpar. Este é um curso recomendado pelo Dr. Hulda Clark. Há muitas limpezas diferentes que podes fazer. Para encontrar aquele que é direito para você, vá em linha e datilografe no fígado ou no rim cleanse e verifique com cuidado o que é direito para você.

4) Outras formas de desintoxicação são jejum e enemas.

- O jejum é uma técnica de cura natural centenária que funciona muito bem quando feita correctamente.
- enemas de café ou limão são excelentes para limpar o cólon de fezes velhas ou impactadas.
- Certas ervas também podem ser úteis para limpar o cólon, tais como casca sagrada (com moderação), aloe vera, linhaça, e framboesa vermelha.
- Obter muita fibra (com muita água). Isto ajuda a manter-te regular.
- Um cólon overly tóxico pode eventualmente pôr impurezas em seu bloodstream e isto fará definitivamente você sentir preguiçoso.

5) Tem havido muita controvérsia ao longo dos anos sobre o excesso de mercúrio em seus dentes. Um dentista uma vez me disse que se você olhar dentro de sua boca, as restaurações que você tem podem parecer suaves por fora, mas se você puder olhar por baixo das restaurações é uma história muito diferente. Parece muito irregular e os metais podem estar a infiltrar-se no seu sistema.

O mercúrio no sistema é o metal não radioactivo mais tóxico do corpo e cerca de metade de todos os recheios de prata são mercúrio. Uma variedade de problemas de saúde podem ocorrer, incluindo danos cerebrais, renais e pulmonares, e tem sido mesmo associada ao autismo. Você pode ser testado quanto à toxicidade do metal através de uma análise de cabelo e urina.

- Se o resultado do teste for positivo, você pode querer considerar removê-los e substituí-los por enchimentos de ouro.

- No entanto, mesmo após a substituição, pode levar meses para o corpo excretar essas toxinas.

- Pesquisar e encontrar um dentista com uma excelente reputação que tenha feito restaurações de substituição. (Para um fato interessante, um amigo me disse que sua mãe tinha tido dores de cabeça por 20 anos e que depois que todas as restaurações foram alteradas, ela não tinha mais dores de cabeça.

6) Uma tecnologia relativamente nova surgiu para desintoxicar o corpo, ou seja, com um pedilúvio iônico. Pões os pés numa banheira de água quente com um pouco de sal marinho. Os banhos de pés iônicos funcionam enviando uma pequena corrente que entra em um circuito através do corpo e gera íons carregados positivamente.

A alta concentração do campo iónico adere às toxinas carregadas negativamente, neutralizando-as, e o corpo é então capaz de as eliminar através dos cerca de 2000 poros encontrados nas solas dos seus pés. Você poderá então experimentar o equilíbrio correto do pH ácido alcalino como a natureza propôs. É indolor e demora cerca de 30 minutos. A água vai mudar de cor de acordo com a toxicidade do corpo, e também pela dureza ou suavidade da água, onde quer que ela seja encontrada, geograficamente.

Indicadores de cor de água para desintoxicação de órgãos corporais

- Preto ou castanho, fígado.
- Laranja; articulações.
- Verde escuro; vesícula biliar.

- Verde amarelado; os rins ou o trato urinário.
- Espuma branca; drenagem dos gânglios linfáticos.
- Manchas vermelhas; material do coágulo sanguíneo.
- Manchas negras; metais pesados.

Além disso, foram realizados estudos independentes que mostram níveis de muco, metais pesados e gordura na água após 30 minutos.

Ajuda a eliminar essa sensação de lentidão e fadiga

Como você pode ver, há muitas coisas que você pode fazer para ajudar a eliminar esse sentimento de lentidão e fadiga. Mas como sempre, consulte o seu médico antes de fazer qualquer programa de desintoxicação.

Diferentes tipos de limpezas de desintoxicação

Regimes Seu corpo deve ser limpo naturalmente, mas as dietas de hoje tornam o processo difícil

Muitos recorrem à limpeza interna do corpo para remover produtos residuais e toxinas. Um tratamento de desintoxicação é projetado para ajudar o corpo a eliminar toxinas armazenadas e fortalecer os órgãos envolvidos neste processo.

Colon Cleanse

Colo lavagem ajuda a limpar o org?o que ajuda o corpo a remover resíduos. Um cólon sujo pode levar a uma acumulação de toxinas no corpo e doença. Através do uso de tratamentos herbais ou terapia de irrigação, uma limpeza do cólon remove toxinas e ajuda a função do trato intestinal corretamente. É essencial fazer esta limpeza primeiro, para que os resíduos produzidos por outros procedimentos de desintoxicação possam ser eliminados de forma eficiente.

Limpeza dos rins

Os rins dele limpam cerca de 200 litros de sangue por dia. Uma limpeza dos rins ajudará os seus rins a funcionar de forma mais eficiente. Ele geralmente envolve consumir uma grande quantidade de água ou suco e, em seguida, eliminar tudo para remover os rins.

Limpeza do fígado

Seu fígado completa cerca de duas dúzias de processos para o corpo diariamente, e limpeza deste importante órgão ajuda o fígado a apoiar o sistema imunológico e apoiar as funções digestivas do corpo. Existem vários suplementos e programas de purga de fígado disponíveis.

Limpeza Pulmonar

Limpar os pulmões também é importante para uma boa saúde. As dietas americanas ricas em produtos lácteos produzem frequentemente tecido adiposo pulmonar. Limpar os pulmões alivia este problema.

Limpeza de pele

Finalmente, a limpeza da pele libera toxinas alojadas nas camadas de gordura logo abaixo da pele. A maioria é feita com ervas aromáticas, saunas e pousadas de suor.

"Clean" e "Running Smoothly".

Limpar seu corpo de toxinas é uma ótima maneira de manter seus sistemas "limpos" e funcionando sem problemas. Os resultados valem a pena:

Melhora o sistema imunitário

Tez mais clara da pele

Durma melhor

Cura da acne

Cura da obstipação

Desaparecimento de odores corporais desagradáveis

... Só para citar alguns! Em suma, você ficará surpreso com as condições que serão esclarecidas!

Aqui estão algumas ideias para uma dieta de desintoxicação.

Existem vários tipos de dietas de desintoxicação

Há alguns onde só se pode comer frutas e vegetais. Aqueles onde você só pode comer alimentos "limpos" e aqueles onde você só pode beber suco de frutas e vegetais e até mesmo o mais extremo onde você só pode beber água.

Você também pode fazer limpezas especializadas projetadas especificamente para certas áreas do corpo, como fígado, rins, sangue ou pulmões. No entanto, a maioria das dietas de desintoxicação só envolve a limpeza de todo o corpo.

Uma amostra de uma dieta de desintoxicação de sete dias que você pode tentar

Primeiro, é importante que você tenha movimentos intestinais regulares durante uma desintoxicação, porque isso irá diminuir a probabilidade de que as toxinas serão reabsorvidas pelo corpo. Uma boa maneira de se certificar de que você elimina regularmente é tomar 2 colheres de sopa de sementes de linhaça moídas em água de limão pela manhã e beber água de limão durante todo o dia. A semente de linhaça fornece ao corpo fibra e a água de limão tem um efeito ligeiramente laxante.

Também é importante beber líquidos suficientes numa limpeza. Você deve tentar incluir pelo menos 8 copos de água por dia para ter certeza de que você está permitindo que as toxinas sejam eliminadas.

Uma amostra do menu de uma dieta

de desintoxicação.

Esta é uma dieta que permite alguns alimentos, pois tende a ser mais fácil para os iniciantes.

Lembre-se, você pode modificar isso para atender às suas necessidades e preferências.

EM RETORNO

1/2 limão espremido num copo de água quente

1 colher de sopa de argila bentonítica e 1 colher de sopa de sementes de linho moídas num copo de água

BREAKFAST

Shake de pequeno-almoço à base de pêra, leite de arroz e proteína de arroz em pó

Suplementos: Vitamina C

MOCADILLOS

Sumo de maçã diluído em água

Água

Caldo de legumes

Suplementos: cardo de leite

Aipo e bastões de húmus

ALMOÇO

Sopa de legumes com pedaços feitos com caldo de legumes e sua escolha de legumes

Brócolis no vapor com sementes de gergelim e beterrabas polvilhadas com sumo de limão sobre arroz integral

Molho de maçã

Suplementos: Multivitaminas

MOCADILLOS

Chá de Raiz de Dente-de-leão

Palitos de cenoura com molho de hummus

Água

Suplementos: Cardo de Leite

DINNER

Lentilhas com caril em quinoa

Salada com mistura de legumes, pimentos vermelhos, alcachofras e rebentos regados com molho de salada de alho, sumo de limão e azeite de oliva.

Caldo de legumes

ANTES DE IR PARA A CAMA

1 colher de sopa de argila bentonítica e 1 colher de sopa de sementes de linho moídas num copo de água

Isto pode ser seguido por até sete dias.

Relaxe e aproveite o seu tempo de limpeza, e lembre-se de ter cuidado, porque embora você deve esperar se sentir lento e ligeiramente doente, se você se sentir muito doente ou cansado, entre em contato com o seu médico.

Um plano adicional

Um plano de dieta de desintoxicação não é direcionado para a perda de peso

Seu objetivo é limpar e revitalizar o corpo, combinando alimentos orgânicos naturais, ervas e exercícios simples para purgar o corpo de toxinas acumuladas. Ao longo do tempo, o consumo de alimentos processados, alimentos não vegetarianos e açúcares leva ao entupimento das paredes internas do cólon com detritos.

Isso resulta em uma sobrecarga de órgãos de limpeza interna, como o fígado e os rins. Eles se tornam lentos, permitindo que toxinas e bactérias entrem novamente no sistema circulatório ao invés de serem completamente eliminados através de fezes, urina ou suor.

Estas toxinas produzem fadiga, infecções da pele e outros órgãos, enxaquecas, flatulência, azia, obstipação e muitas outras doenças graves. Um plano de desintoxicação alimentar regular pode livrar o corpo de toxinas acumuladas e levar a uma vida ativa e livre de doenças. A desintoxicação não é apropriada para crianças! No entanto, uma excelente dieta cheia de alimentos naturais encontrados numa dieta de desintoxicação, SÃO muito adequados!

Plano de desintoxicação de 1 dia

Esta dieta não é para diabéticos, pacientes com pressão arterial baixa, anoréxicos ou adolescentes, pois não fornece combustível suficiente para suas atividades físicas. Pode ser uma dieta de uma semana de líquidos orgânicos crus, frutas e vegetais para limpar o sistema.

Reintroduzir gradualmente outros alimentos, mas abster-se de alimentos não vegetarianos e processados. Certas ervas naturais também podem ser usadas. Esta é uma forma simples e rápida de revitalizar o seu sistema, após uma dobra ou um excesso de indulgência.

TOMORROW

> Um copo de sumo de romã (o antioxidante natural mais potente).

> Algumas amêndoas (fonte de óleo e proteínas).

> Lanche do meio da manhã

> Uma tigela de arroz integral (fonte de vitaminas e minerais em carboidratos).

> Um pouco de tofu (proteína).

> Almoço

> Um copo de sumo de romã.

> Uma grande parte da salada mista verde (fornece nutrientes essenciais e a granel) polvilhada com uma colher de chá de azeite ou vinagre.

> Lanche do meio-dia

> Um copo de sumo de romã.

> Um punhado de amêndoas.

> Jantar

> Um copo de sumo de romã.

➢ Uma grande tigela de arroz integral.

➢ Beba pelo menos 8-10 copos de água por dia.

Esta dieta de desintoxicação irá fornecer-lhe 1200 calorias e nutrição saudável para remover toxinas do seu corpo em 24 horas. Pode ajudá-lo a perder cerca de 600 gramas de peso corporal e, se for seguido regularmente uma vez por semana, manterá o seu corpo saudável e activo.

Desintoxicar o seu corpo e construir um sistema imunitário forte e saudável

Um processo natural pelo qual o seu corpo passa

A desintoxicação é um processo natural que seu corpo atravessa e remove resíduos conhecidos como toxinas. Em condições normais, nossos corpos são projetados para eliminar essas toxinas através do fígado, rins, sistema linfático, pele, etc.

Há muitas razões pelas quais a desintoxicação é tão importante

Nestes tempos há o problema do nosso ambiente químico devido aos poluentes do ar e da água. Há também o facto de a maior parte dos nossos alimentos ser cultivada com pesticidas, num esforço para reduzir a infestação por insectos e bactérias, a fim de produzir maiores rendimentos. Tudo que você precisa fazer é ir ao supermercado e ler os rótulos para ver quantos corantes e conservantes você come todos os dias.

Passo atrás no tempo

Se você tivesse que dar um passo para trás no tempo (mesmo que apenas 30 a 40 anos), você iria perceber como diferente nós comemos então. Se você não produzisse seu próprio alimento orgânico, você provavelmente teria ido ao açougue diariamente e comprado carne fresca, sem hormônios, e então ido ao mercado para comprar produtos orgânicos frescos.

A palavra "orgânico" provavelmente não era algo que estaria associado à comida naquela época. Teria associado a palavra a uma aula de biologia.

Hoje em dia, temos uma grande falta de nutrientes

O ar que respiramos constantemente está um pouco poluído. Bebemos bebidas com alto teor de frutose, comemos muitas conservas e consumimos uma quantidade incrível de sódio. Eu não estou dizendo que nós nunca comemos desta maneira, porque todos nós gostamos de entrar de vez em quando, mas se nós comermos uma dieta americana normal alta em sal, açúcar e conservantes, e produtos enlatados, então nós podemos estar fazendo a nós mesmos um desserviço.

Pode parecer cheio, mas falta-lhe muitos nutrientes.

Há várias coisas que você pode fazer para desfazer a toxicidade

É quase impossível estar completamente livre de todos os poluentes em nosso ambiente, mas qualquer coisa que você possa fazer para aliviar seu corpo do acúmulo de toxinas e desnutrição deve ser benéfico à sua saúde.

Banhos quentes ou Sauna

As limpezas do fígado e do rim são excelentes, mas se você não está inclinado a fazer isso, então há outras soluções... como tomar um banho quente por meia hora, ou suar toxinas em uma sauna.

Limpar

Se você se sentir compelido a fazer estas limpezas, certifique-se de que comeu bem e bebeu até 8 copos de água, para que o seu nível de açúcar no sangue não caia e para que fique bem hidratado durante o processo. Não só perde toxinas desta forma, mas também perde água, sal e potássio, o que pode fazer você se sentir tonto.

Chás de ervas

Existem alguns grandes chás de ervas que você pode beber em uma base regular que também suavemente limpar o corpo, hidratar, ter propriedades antioxidantes, e ajudar a eliminar toxinas. É uma forma calorosa e refrescante de relaxar e fazer bem ao corpo.

Suco de frutas e vegetais

O suco de frutas e vegetais é uma maneira fantástica de obter mais nutrientes para o corpo, porque você está mantendo a integridade dos nutrientes. Se você está colocando os vegetais em uma panela fervente, então você terá perda de nutrientes. Isto é chamado de branqueamento e toda a bondade entra na água. Se você cozinhar demais a comida e depois enxaguar a água, então seus nutrientes foram pelo ralo, e você está ingerindo o resto da casca branqueada.

Cru ou com sumo é o caminho a seguir!

É aconselhável tomar suplementos que fortaleçam o seu sistema imunitário.

Porque nós temos um solo deficiente do nutriente, é aconselhável fazer exame dos suplementos que strengthen seu sistema imune, tal como Q-10, e vitaminas A, D, E, C e B. Os oligoelementos e electrólitos são necessários para manter os nossos sistemas em forma. Evite bebidas desportivas com elevado teor de açúcar, mas em vez disso obtenha electrólitos de boa qualidade numa loja de produtos alimentares saudáveis.

Se nada mais, então pelo menos tome um bom multivitamínico todos os dias.

Estás com dor de cabeça? Estás cansado?

Você está com excesso de peso ou cansado o tempo todo? Você tem dores de cabeça, outras dores e dores, resfriados e gripe frequentes, constipação ou problemas digestivos, pressão alta, síndrome pré-menstrual, alergias ou sensibilidades? Você costuma beber muito álcool, beber bebidas com cafeína, fumar cigarros, usar drogas de venda livre ou recreativas, ou comer alimentos rápidos, fritos ou refinados?

Desintoxicação para Resgate

Nossos corpos possuem um sistema natural de desintoxicação (composto pelo trato digestivo, sistema urinário e fígado) que ajuda a processar todos os produtos químicos que a vida moderna joga em você. Estes produtos químicos são chamados de "toxinas", eles são basicamente venenos que têm efeitos nocivos sobre o corpo. Não só o álcool e o tabaco estão carregados de toxinas; os pesticidas e aditivos alimentares, a cafeína e a poluição também desempenham um papel importante.

Benefícios de uma dieta de desintoxicação

As dietas de desintoxicação são acreditadas para prevenir doenças crônicas, como artrite, doenças cardíacas e câncer.

2. Pessoas que tentam uma dieta de desintoxicação muitas vezes acham que ela pode melhorar os sintomas de toxicidade, como fadiga, dor nas articulações, dor de cabeça, dor, síndrome pré-menstrual, pele insalubre, má concentração, ansiedade e irritabilidade, resfriados frequentes, azia, constipação e gases.

3. As dietas de desintoxicação podem

ser recomendadas como parte de um plano de tratamento supervisionado para doenças crônicas, como doenças auto-imunes, múltiplas sensibilidades químicas, fibromialgia, síndrome da fadiga crônica, distúrbios digestivos, doenças cardíacas e artrite.

Dicas de desintoxicação

> Limpe seu período diário de desintoxicação de qualquer pub, clube, restaurante ou festa. Vê-lo como uma oportunidade de fazer todas as coisas que você nunca chega a fazer, como visitar museus e galerias - então você pode se sentir duplamente satisfeito no final, quando você não só é mais saudável, mas também mais educado.

> Beba muita água para evitar a desidratação.

> Tome cardo de leite para otimizar esses benefícios; ele contém

silimarina, que protege o fígado de danos.

Desintoxicação da mente e do corpo:

Os tratamentos quiropráticos especiais para viciados em drogas têm demonstrado ser muito bem sucedidos na estabilização daqueles que se retiram de drogas e outros comportamentos viciantes.

Mind-Body Detox está sendo reconhecido por profissionais científicos e médicos e suas publicações ao redor do mundo. Os quiropráticos que utilizam métodos de ativação para tratar a saúde, a dor e até mesmo a adicção são procurados por adictos que desejam superar sua adicção. O processo de desintoxicação mente-corpo activa suavemente o movimento - sem rebentar os ossos - que estimula os receptores de prazer do cérebro e afecta positivamente as emoções.

Jejum de Suco

Estás stressado com a sobrecarga?

Por causa dos alimentos altamente processados que nós comemos e do ar poluído que nós respiramos, nossos corpos acumulam toxinas. O corpo faz todo o possível para eliminar as toxinas, mas acaba estressado por causa da sobrecarga. Sintomas como dores de cabeça crónicas, alergias cutâneas, envelhecimento precoce, etc. começam a manifestar-se.

O que podemos fazer para ajudar o nosso corpo doente? Tente o jejum de sumo como uma forma segura de desintoxicação!

Muitos estudos têm sido realizados sobre os efeitos benéficos do jejum de suco. Podemos aumentar a nossa esperança de vida, tratar desequilíbrios bioquímicos, reduzir os nossos níveis de colesterol, tratar alergias, acne, etc.

No jejum de sumos, ao dar ao corpo uma pausa na alimentação e na digestão, o sistema imunitário pode concentrar-se na eliminação de toxinas, com a ajuda de órgãos de eliminação (fígado, pâncreas, vesícula biliar, rins, intestinos, pele, etc.).

Um jejum prolongado (mais 3 dias)

Durante um jejum prolongado (mais de 3 dias), o corpo começará a queimar e digerir seus próprios tecidos, pelo processo de autólise, de forma discriminada. Primeiro destrói e queima as células e tecidos que estão doentes, danificados, envelhecidos ou mortos (tumores, células mórbidas, abcessos, excesso de gordura, etc.). O estômago encolhe e torna-se menos ácido.

Então, certos sintomas de desintoxicação são experimentados, por exemplo, explosões de acne, fadiga, dores de cabeça, como o corpo elimina suas toxinas. Estes sintomas devem ser aliviados e vamos sentir uma sensação renovada de saúde e bem-estar!

Você pode suco quase qualquer fruta e vegetal que você pode comer cru.

Vegetais que são bons para sucos incluem tomates, pepinos, aipo e cenouras.

Combinações de frutas e legumes sabor delicioso

Por exemplo, o sumo de maçã e de cenoura faz uma boa mistura. Outra boa combinação é maçã, aipo e tomate. No caso das cascas de frutas e legumes, descasque-as, especialmente se suspeitar que foram pulverizadas. Se você pode usar frutas orgânicas, isso será muito melhor. Enxaguar com água filtrada ou destilada.

Como fazer suco?

Recomenda-se diluir o seu sumo 50/50 com água, especialmente se estiver a utilizar frutos e o sumo for demasiado doce. Utilizar água destilada, se possível, para diluição.

O sumo tem de ser preparado fresco!

Lembre-se, você não pode comprar suco acabado de fazer de uma mercearia ou qualquer suco de uma embalagem, apesar do que o rótulo da embalagem diz. Qualquer sumo numa caixa de cartão, lata ou garrafa foi tratado termicamente para conservação. O sumo deve ser preparado fresco! Quanto mais tempo o sumo ficar de fora, menos enzimas alimentares cruas e frescas conterá. Isto significa que você pode encontrar uma loja que o prepara pouco antes de você beber, ou você pode usar um espremedor-se.

8 benefícios para o jejum de sumos

Há muitos benefícios para sucos, especialmente se você prepará-los você mesmo:

8 benefícios do jejum de suco

1. se bebido fresco, o suco está cheio de enzimas vivas, o que ajuda o corpo.

2. Ao contrário de sair de uma embalagem, o suco é fresco e não pasteurizado. A pasteurização tem suas vantagens, mas resultou em alimentos nutricionalmente mortos. Durante a pasteurização, utiliza-se calor elevado, o que destrói os nutrientes vitais do sumo.

3. Comes mais vegetais quando bebes do que quando comes. Como você provavelmente já experimentou, nem sempre é possível comer tantos vegetais quanto você gostaria. Beber sumo de vegetais frescos ajuda a resolver este problema.

4. A digestão e assimilação dos nutrientes das plantas é muito mais fácil. O teu corpo é, de facto, como um espremedor. Quando come aipo, o seu corpo digere-o extraindo o sumo para a nutrição. A fibra é eliminada através do cólon e das fezes. No entanto, se você suco, você já extraiu o suco para o corpo, o que facilita a sua assimilação. No entanto, ainda é importante comer vegetais e frutas inteiras, porque uma certa quantidade de fibra também é necessária.

5. O jejum repousa o seu sistema digestivo. Porque os sucos de frutas e vegetais frescos requerem pouca digestão, eles assimilam rapidamente em seu corpo. A maior parte dos 10% da energia do corpo normalmente envolvidos na sua assimilação, digestão e eliminação é libertada. O resultado final? Você sente uma sensação de energia renovada depois do jejum.

6. O jejum também ajuda a decompor materiais tóxicos - gorduras, células anormais e tumores - e libera tecidos doentes e seus produtos celulares para a circulação para eliminação.

7. Além disso, o crescimento de novas

células durante o jejum é estimulado e acelerado, pois as proteínas necessárias são re-sintetizadas a partir de células quebradas (durante a autólise). A leitura da albumina sérica, ou seja, o nível de proteína no sangue, permanece constante e normal ao longo do seu jejum, pois o seu corpo utiliza de forma muito inteligente as proteínas e outros nutrientes armazenados quando necessário.

8. O jejum de suco é um processo de desintoxicação muito mais suave do que o jejum em água. Para um suco rápido, uma grande variedade de frutas e vegetais deve ser usada em combinação, pois isso é necessário para melhorar a saúde durante o jejum. Desta forma, o corpo ainda recebe suas calorias diárias de sucos facilmente digeridos em comparação com a água extrema mais rápida. Portanto, a liberação de toxinas das células de gordura em um suco rápido é mais suave e gradual.

Incríveis receitas de suco para jejum

Tudo o que precisas é de um espremedor!

Juice jejum está ganhando popularidade como uma ótima maneira de desintoxicar. Muitas pessoas estão interessadas em remover toxinas de seus corpos a fim de levar uma vida mais saudável. Quando as toxinas se acumulam no corpo, elas se sentem lentas e também têm um sistema imunológico deficiente. Juice jejum, como um método de limpeza, pode ajudar as pessoas a alcançar uma melhor saúde e mais energia.

É muito fácil de fazer como as frutas são fáceis de obter e tudo o que é necessário além disso é um espremedor.

Se você é um iniciante

Para um novato a suco de jejum, é importante começar devagar e tentar por um dia. Ao jejuar no sumo, está a limitar o seu consumo apenas aos sumos. Os sumos de fruta são ricos em açúcar, por isso, se você é diabético ou precisa de controlar a sua ingestão de açúcar, você deve ter cuidado ao tentar jejuar com sumos de fruta. Qualquer pessoa que esteja a começar a jejuar deve sempre falar com o seu médico primeiro. Além disso, não beba sumo com o estômago vazio durante longos períodos de tempo, tais como mais de 3 dias, a menos que o seu médico concorde que é seguro para si.

As páginas seguintes são exemplos de receitas que podem ajudá-lo a ter uma ideia das combinações de frutas e vegetais a utilizar em conjunto.

Receita 1: *Suco de Legumes Combo*

Suco de Legumes Combo

2 folhas de acelga

1/2 beterraba

2 ou 3 ramos de agrião

3 cenouras

1 talo de aipo

Lavar com água filtrada ou destilada; cortar e colocar no liquidificador.

Receita 2: *Cenoura e sumo de maçã*

Sumo de cenoura e maçã

2-3 Maçãs verdes

1 cenoura

Folhas de manjericão fresco

Lavar com água filtrada ou destilada; cortar e colocar no liquidificador.

Receita 3: *Cenoura - Suco de Legumes*

Cenoura - Suco de Legumes

Um punhado de folhas de dente-de-leão

1 couve de folha

4 cenouras

Folhas de hortelã, manjericão ou
coentro frescas

Lavar com água filtrada ou destilada;
cortar e colocar no liquidificador.

Receita 4: Suco de Pêssego

Suco de Pêssego

2 ou 3 pêssegos

Lavar com água filtrada ou destilada;
cortar e colocar no liquidificador.

Há muitos tipos diferentes de jejum de
suco. Algumas dietas requerem sumos de
fruta, enquanto outras utilizam menos
sumos de vegetais açucarados. Você
sempre pode criar a sua própria

combinação única de receitas dietéticas para sucos de frutas e vegetais!

Como prevenir o cancro através de uma dieta de desintoxicação?

O cancro é muito comum hoje em dia

Pode ser um ente querido, um parente, ou seu vizinho do lado que tem câncer e agora está desesperadamente tentando encontrar uma cura para o câncer. Encontrar uma cura quando você já é diagnosticado com câncer é definitivamente mais difícil e doloroso do que adotar bons hábitos de prevenção do câncer em primeiro lugar. Aprender a prevenir o cancro é uma necessidade para todos, porque o cancro não discrimina, qualquer um o pode contrair.

Para tratar e prevenir o cancro, todos os dias são lançadas novas ideias.

Mas todas elas são baseadas num estilo

de vida saudável. Seguir uma dieta de desintoxicação é uma nova forma de prevenção do cancro que tem realmente decolado.

A prevenção do câncer é possível se você mantiver seu corpo saudável e livre de toxinas.

Comer saudável é sempre aconselhável, não importa com que doença você está lutando. A razão para isto é que os alimentos saudáveis contêm vitaminas e têm propriedades que fazem seu corpo trabalhar melhor. Um corpo que funciona correctamente e a um nível eficiente permanece mais saudável.

Exercício

Isso leva-nos ao exercício. O exercício ajuda o seu corpo a queimar gordura e mantém os músculos tonificados. Ele também ajuda o coração e os pulmões a funcionar melhor, permitindo que o sangue flua melhor e mantendo os resíduos a mover-se através do corpo corretamente. Manter um estilo de vida saudável prepara o seu corpo para ser saudável.

Uma dieta de desintoxicação

Uma dieta de desintoxicação ajuda os órgãos do seu corpo a trabalhar no seu nível óptimo e sem bloqueios. Ajuda a eliminar toxinas do corpo e a eliminar resíduos de forma mais eficiente. Um programa de desintoxicação geralmente envolve muita fibra e água, e dá um descanso aos órgãos do seu corpo. A fibra ajuda seu corpo a eliminar o desperdício, liberando seu sistema para digerir melhor os alimentos.

Isto, por sua vez, dá-lhe mais energia. A água tem um efeito global nos seus níveis de energia e no funcionamento do seu corpo. Em vez de deixar que os resíduos se acumulem e causem muitos problemas, a dieta de desintoxicação remove os resíduos do seu corpo e liberta o seu cólon. Simplificando, a dieta de desintoxicação permite que o seu cólon volte ao trabalho e que o seu cólon volte a funcionar de forma óptima mais uma vez. Um cólon que não está a funcionar só pode resultar em cancro.

Nem todas as causas do câncer são conhecidas, mas ter tempo para ser mais saudável na prevenção do câncer pode fazer muito pela sua saúde e pelo seu futuro.

Quais são os efeitos secundários da desintoxicação?

Os nossos corpos são capazes de desintoxicar produtos químicos por si próprios.

No entanto, muitos especialistas acreditam que o enorme número de produtos químicos que ingerimos diariamente através dos alimentos, da água e do ambiente pode se acumular.

Carga Tóxica ou Carga Corporal

A acumulação, chamada de carga tóxica ou carga corporal, pode sobrecarregar a capacidade do corpo de desintoxicar e pode levar ao desequilíbrio hormonal, deficiência nutricional e metabolismo ineficiente.

Quais são os possíveis efeitos secundários de uma dieta de desintoxicação?

Algumas pessoas podem sentir dor de cabeça, acne, perda de peso ou fadiga durante a desintoxicação. Estes sintomas geralmente diminuem após alguns dias. Por esta razão, muitas pessoas tiram férias do trabalho para iniciar uma desintoxicação ou dieta numa sexta-feira à noite.

Substitua os seus maiores vícios por alternativas mais saudáveis

Lembre-se que os seus órgãos irão

beneficiar de qualquer tipo de descanso, pelo que pode sempre optar por uma opção intermédia, em que substitui os seus vícios maiores por alternativas mais saudáveis.

Efeitos secundários da desintoxicação

1. muitas pessoas experimentam dores de cabeça no início de uma desintoxicação como seus corpos se adaptam à redução dramática de seus venenos diários. É por isso que vale a pena cortar os vícios principais lentamente antes de começar;

A sua energia pode diminuir antes de se levantar, por isso vale a pena começar o programa um fim-de-semana para o seu corpo se ajustar. Beber bebidas com cafeína? A maioria dos americanos sabe. E com o stress da nossa sociedade, é difícil não o fazer. Mesmo que você não esteja pronto para parar de fumar para sempre, uma desintoxicação na primavera e no outono pode dar ao seu fígado a chance de descansar da desintoxicação de toda essa cafeína todos os dias, e isso pode ter tremendos benefícios físicos em termos de mais energia, melhor sono e estresse reduzido.... que, por sua vez, também pode tornar possível reduzir significativamente a cafeína após a desintoxicação.

Frutas frescas

Desfrute de toda a fruta fresca. Mais uma vez... Cuidado com a toranja! Um composto na toranja chamado naringin pode inibir significativamente as enzimas de desintoxicação do fígado e deve ser evitado durante as dietas de desintoxicação.

Conclusão: Saúde Econômica

Problemas socioeconómicos graves?

Pode dizer-me qual é o problema mais comum que os jovens americanos enfrentam hoje em dia?

Bem, a maioria de vocês vai encher seus cérebros com sérios problemas sócio-econômicos, quando na realidade é a saúde degenerada da geração atual que se tornou um motivo de preocupação, não só entre as autoridades médicas, mas também entre os cientistas sociais. As semelhanças são aterradoras.

Degeneração da saúde nos EUA

Você pode estar se perguntando por que isso incomoda os cientistas sociais, porque a deterioração na saúde geral da média dos americanos está diretamente relacionada ao seu estilo de vida acelerado. Agarrar hambúrgueres enquanto correm e lavá-los com garrafas de refrigerante - que síndrome triste! E tornou-se sinónimo das nossas características nacionais.

Os efeitos nocivos da sobrevivência na junk food

Apenas tente lembrar-se de quantas pessoas obesas você enfrenta todos os dias no caminho para o trabalho, e você verá por si mesmo os efeitos nocivos de sobreviver em junk food. Ganho excessivo de peso, letargia, prisão de ventre... nomeia-os e inclui-os todos na lista de impactos que a junk food tem na nossa saúde e nas nossas vidas.

Somos todos humanos, e às vezes ansiamos por uma refeição como esta. Quase fomos treinados culturalmente para comer assim! À medida que vai treinando os seus hábitos, posso quase garantir que estes desejos desaparecerão. Uma das principais razões pelas quais muitas pessoas comem desta forma é por conveniência, e todos nós temos vidas tão ocupadas. Inspecione suas prioridades!

Transbordando com o alimento de sucata e um hábito dietético que é baixo na fibra e na umidade enche realmente nosso sistema interno com toxinas e quando os dois pontos ficam obstruídos com a matéria fecal impactada por anos, as toxinas não podem ser removidas de nosso sistema, adicionando mais ferimentos a nossa saúde que se manifesta nestes transtornos físicos e mentais.

A importância da desintoxicação do cólon

Agora você pode entender a importância da desintoxicação do cólon. A desintoxicação é um processo para remover toxinas primeiro do cólon e depois de todo o corpo, ou neutralizá-las ou transformá-las.

Os resíduos impactados do cólon são expulsos do corpo durante o processo. Colo desintoxicação significa limpeza do cólon para remover camadas endurecidas de placas mucoides do cólon. Qualquer programa de desintoxicação de nosso corpo começa com a limpeza do cólon e que não é sem razão.

O cólon é o último ponto no sistema de processamento de alimentos do nosso corpo. Portanto, se este órgão permanece cheio de resíduos, qualquer tentativa de desintoxicar outros órgãos como o rim ou o fígado será em vão, pois as toxinas geradas lá serão recicladas de volta ao seu sistema. E então seu sistema será ameaçado por complicações ainda mais sérias... como câncer ou a falha do sistema imunológico.

Entretanto, não seja assustado porque você sente que seus dois pontos não estão em seu estado apropriado da saúde boa! Há muita coisa que podes fazer para o mudar para melhor. Vários métodos comprovados ao longo do tempo de desintoxicação do cólon pode ajudá-lo a voltar ao seu estado de saúde anterior e ajudá-lo a... Aproveite a vida ao máximo.

Limpeza regular do cólon

Enema, suplemento de ervas, ervas ervas limpeza do cólon à base de oxigênio, irrigação.... do cólon você pode se beneficiar de um número de técnicas sofisticadas de limpeza do cólon. Lembre-se, o programa de desintoxicação do seu corpo começa em seu cólon e limpeza regular do cólon garante o bem-estar geral.

Fast food e milk shakes

Portanto, da próxima vez que você gorgear-se em um jovem que se empanturra em fast food e batidos (sim, mesmo se você é o culpado e ter-lhe dado todos esses "treats"), informá-lo sobre seus efeitos nocivos, bem como as vantagens da desintoxicação do cólon para se livrar dos danos que ele já fez ao seu sistema. Crianças e jovens que crescem conhecendo os fatos de saúde sobre alimentos são muito mais propensos a cuidar de seus corpos mesmo quando estão longe de casa, longe de sua ajuda e instrução, e tomando decisões em um mundo pressionado por seus pares.

Basta lembrar que tudo não vai acontecer da noite para o dia e que vai levar tempo até que você veja uma mudança em sua vida para melhor.

Agora sim, desejo-lhe o melhor em seus resultados, e lembre-se, tudo é prático; teoria sem ação não tem utilidade para você. Traz tudo o que se aprende para a vida real.

Um grande abraço, o teu amigo Jessy!

By the way, quando você conseguir seus

resultados pouco a pouco, eu recomendo-o altamente, se você quiser aprender muito mais sobre métodos da desintoxicação, eu recomendo-o altamente, o livro de um grande amigo meu, em "RED TEA DEINTOXICATION TO LOSE WEIGHT", é um livro que eu sou certo lhe ajude muito em sua maneira à "saúde boa". Sem mais delongas, você pode encontrá-lo no motor de busca da Amazônia, como: "Desintoxicação do chá vermelho para perder peso" ou procurando pelo seu nome, como: "Agustin R. Ruiz"... Mais uma vez, desejo-lhe sucesso nos seus resultados!